Auswirkungen der Corona-Pandemie auf die Bedeutung von E-Health in der Zahnarztpraxis

Bibliografische Information der Deutschen Nationalbibliothek:

Die Deutsche Nationalbibliothek verzeichnet diese Publikation in der Deutschen Nationalbibliografie; detaillierte bibliografische Daten sind im Internet über http://dnb.d-nb.de abrufbar.

ISBN: 9783963558603
Dieses Buch ist auch als E-Book erhältlich.

© GRIN Publishing GmbH
Trappentreustraße 1
80339 München

Druck und Bindung: Books on Demand GmbH, Norderstedt Germany
Gedruckt auf säurefreiem Papier aus verantwortungsvollen Quellen

Das Buch bei GRIN: https://www.grin.com/document/1449340

FOM Hochschule für Oekonomie & Management

Hochschulzentrum Hamburg

Seminararbeit

im Studiengang Gesundheitspsychologie & Medizinpädagogik

über das Thema

Veränderung der Bedeutung von E-Health in der Zahnarztpraxis in Situationen wie der Corona-Pandemie

Abgabedatum: 30-07-2020

Inhaltsverzeichnis

1. Abbildungsverzeichnis

2. Tabellenverzeichnis

3. Abkürzungsverzeichnis

B1 = Befragte*r 1

B2 = Befragte*r 2

B3 = Befragte*r 3

BMG = Bundesministerium für Gesundheit

CGM = Compu Group Medical

DFZ = Der freie Zahnarzt

I = Interviewer

IKT = Informations- und Kommunikationstechnologie

IP = Interviewpartner

KZBV = Kassenzahnärztliche Bundesvereinigung

p. I. = persönliches Interview

s. = siehe

unv. = unverständlich

ZWP = Zahnarzt Wirtschaft Praxis

4. Einleitung

4.1 Relevanz des Themas

Anfang 2020 – der Start einer neuen und schwierigen Situation für die gesamte Bevölkerung durch den Ausbruch einer Pandemie. Doch welche Auswirkungen gab es in Zahnarztpraxen? „Auch in der Zahnärzteschaft schlugen die Wellen zu Beginn der Ausbreitung von COVID-19 hoch" (Hüttmann, 2020, S. 3). Dadurch, dass sich die Viren der neuen Erkrankung hauptsächlich im Rachenraum befinden und durch Tröpfcheninfektion übertragbar sind, hieß es von der Regierung, dass Zahnarztpraxen aufgrund des Verbreitungsrisikos schließen und Schmerzbehandlungen nur noch in speziellen Praxen stattfinden sollen. Diese Forderung löste Entsetzen bei vielen Zahnärzten aus, sodass unter noch strengeren Hygienevorschriften als sie ohnehin schon gelten, schließlich doch weitergearbeitet werden durfte (Vgl. Hüttmann, 2020, S. 3). Dieses stellte immerhin einen kleinen Lichtblick im großen Chaos dar. Dennoch waren weiterhin Ängste vorhanden. Relevante Schutzausrüstung konnte nicht mehr geliefert werden, wodurch die Bestände in der Praxis täglich schrumpften. Hinzu kommen die „drastisch einbrechende Patientenzahlen und damit verbundene Einnahmeausfälle" (Meyer-Radtke, 2020, S. 11). In schon länger bestehenden Praxen wurden zu Beginn der Corona-Pandemie bis zu 20% Absagen verzeichnet. Bei neueröffneten Praxen oder bei Zahnärzten, die neu eingestiegen sind, lag die Zahl bei bereits 50% (Vgl. Späth, 2020, o. S.).

Die Konsequenzen sind fast vollständig wegfallende Einnahmen, aber noch höhere Hygienekosten. Somit ist die Insolvenz auch bei Zahnarztpraxen, die eigentlich zu den systemrelevanten Bereichen zählen, sehr nah. Es gilt also Lösungsansätze zu finden, die in der schweren Zeit für Hilfe sorgen. Für andere medizinische Einrichtungen sind es die finanziellen Schutzschirme, die Sicherheit geben, doch aufgrund der Tatsache, dass die Zahnarztpraxen in dem Covid-19-Krankenhausentlastungsgesetz nicht berücksichtigt wurden, stellten diese keine Hilfe dar (Vgl. ZWP online, 2020, o. S.).

Ein Bereich, der zur Minderung der wegbrechenden Patientenzahlen dienen soll, ist die zur E-Health gehörende Videosprechstunde, die nun auch in Zahnarztpraxen eingesetzt werden soll. Nach kürzester Zeit wurde bereits verzeichnet, dass etwa 70.000 am Gesundheitswesen beteiligte Praxen die Möglichkeit der Umsetzung einer Videosprechstunde verwirklichten und somit dazu beigetragen haben, dass pro Woche circa 200.000 Patientenkontakte per Videochat vollzogen wurden (Vgl. CGM Dentalsysteme, 2020, o. S.).

Im Rahmen dieser Seminararbeit soll erforscht werden, zu welchen Veränderungen die Corona-Pandemie, vor allem hinsichtlich der Bedeutung von E-Health, in Zahnarztpraxen geführt hat.

4.2 Beschreibung des Forschungsstands

Seit dem Beginn der Covid-19-Pandemie werden viele Seiten von zahnmedizinischen Fachzeitschriften, wie dem Niedersächsischem Zahnärzteblatt oder der Zeitschrift „Der freie Zahnarzt" mit dieser Thematik gefüllt. Häufig geht es dabei um Artikel über die ausbleibenden Rettungsschirme für Zahnarztpraxen. Auch wird viel über die anscheinend bedeutungslose, flächendeckende und wohnortnahe Versorgung mit Zahnärzten aus Sicht der Politik geschrieben. Durch erhebliche finanzielle Einbußen aufgrund verschiedener pandemiebedingter Tatsachen und ausbleibenden Liquiditätshilfen, ist die Aufrechterhaltung dieser eigentlich systemrelevanten Dienste kaum für Zahnarztpraxen zu bewerkstelligen (Vgl. KZBV, 2020, S. 4). Auch auf Online-Datenbanken wird hauptsächliche über die Vernachlässigung von Zahnärzten in finanziellen Krisen-Zeiten gesprochen (Vgl. Schrader, 2020, S. 13). Über die Möglichkeiten der Nutzung von Telemedizin und anderer Anwendungen in der Zahnmedizin, um den direkten Patientenkontakt bei einer Pandemie zu umgehen, ihn aber trotzdem aufrechtzuerhalten, wird erst wenig berichtet.

Aus medizinischer Sicht sind schon einige Möglichkeiten der Online-Betreuung von Patienten bekannt. So wurde beispielsweise im Jahr 2018 eine App für Hautärzte entwickelt, die eine Diagnosestellung im Rahmen einer Fernbehandlung ermöglicht (Vgl. Hüttmann, 2020, S. 7). Rechtlich gesehen sind Ärzte und auch Zahnärzte bereits abgesichert, was die Nutzung solcher Kommunikationswege angeht. Um in Situationen wie der Corona-Pandemie den physischen Kontakt zu Patienten zu reduzieren oder rückläufige Patientenzahlen zu unterbrechen, stellt beispielsweise die Videosprechstunde eine Lösungsmöglichkeit dar. Es liegt nur an der Umsetzung der (Zahn-)Ärzte*innen und an der Akzeptanz der Patienten, dass sich diese gut in den Alltag integrieren lässt (Vgl. Hübner, Albrecht, 2020, o. S.).

4.3 Beschreibung der Forschungslücke

Da aus eigener Erfahrung eine große Veränderung des Praxisalltags in Zahnarztpraxen verzeichnet wurde, aber grundlegende Studien und Berichte vor allem hinsichtlich der zunehmenden Etablierung von E-Health fehlen, soll diese Forschungslücke anhand der qualitativen Inhaltsanalyse innerhalb der vorliegenden Arbeit geschlossen werden. Kürzlich veröffentlichte Artikel über die Veränderung der Bedeutung von Telemedizin in Zeiten von Covid-19 berichten bereits davon, dass sich diese innerhalb eines Monats zu einem essentiellen Service entwickelt hat (Vgl. Kannampallil et al., 2020, S. 1).

4.4 Methodik und Forschungsfrage

Da aufgrund der Aktualität der Thematik noch nicht ausreichend Datenmaterial zur Verfügung steht, wurde sich für die eigene Datenerhebung mit leitfadengestützten Interviews entschieden. Diese werden aufgezeichnet, transkribiert und anhand der qualitativen Inhaltsanalyse nach Mayring analysiert. Die qualitative Methode eignet sich hier am besten, da insgesamt nur drei Interviews im Detail untersucht und interpretiert werden. Hinsichtlich des Forschungsinteresses soll dabei beantwortet werden, in wie fern sich der Praxis-Alltag in einer Zahnarztpraxis, vor allem hinsichtlich der Integration von Informations- und Kommunikationstechnologie-gestützten (IKT) Anwendungen, in Situationen wie der Covid-19-Pandemie, verändert hat.

4.5 Ziel der Arbeit

Das Ziel dieser Seminararbeit ist es, herauszustellen, ob sich aufgrund der Corona-Pandemie und ihren Auswirkungen, vor allem hinsichtlich des Rückgangs von Terminnachfragen seitens der Patienten, die Bedeutung von E-Health in Zahnarztpraxen verändert hat. Es soll herausgefunden werden, wie sich Muster und Phänomene in verschiedenen Praxen in Bezug auf die Aufrechterhaltung des Patientenkontakts, sowie des Praxisalltags zu Corona-Zeiten zeigen.

4.6 Aufbau der Arbeit

Die Einführung in das Thema inklusive der Relevanz, den Zielen und der Methodik sind bereits vorgestellt worden. Nun wird im nächsten Schritt der Fokus auf die theoretischen Grundlagen liegen. Hier geht es hauptsächlich um das Thema E-Health mit einer passenden Definition. Da sich diese Arbeit zum Großteil auch mit der Videosprechstunde beschäftigt, werden ebenfalls grundlegende Informationen zu dieser erfolgen. Auf die theoretischen Grundlagen folgt die Methodologie. Der Schwerpunkt liegt dabei auf der Literaturrecherche der Relevanz des Themas, sowie des Forschungsstands und der qualitativen Inhaltsanalyse nach Mayring. Außerdem wird hier der Aufbau eines leitfadengestützten Interviews und das Vorgehen der Transkription beschrieben. Anschließend daran werden die empirischen Befunde dargelegt und diskutiert, bevor abschließend ein Fazit mit Ausblicken folgt.

5. Theoretische Grundlagen

Um das Thema für den Leser verständlicher zu machen, werden in diesem Kapitel grundlegende Informationen über das Thema E-Health und der Videosprechstunde gegeben. Ausreichendes Wissen über die Covid-19-Pandemie wird vorausgesetzt.

5.1 E-Health

Aufgrund der umfangreichen und einfach gehaltenen Erklärung wurde sich für die Definition von E-Health des Bundesministeriums für Gesundheit entschieden. Nach dieser werden unter E-Health alle Anwendungen zusammengefasst, welche sowohl der Behandlung als auch der Betreuung von Patienten*innen auf Grundlage moderner IKT dienen. Darunter fällt neben der allgemein bekannten elektronischen Gesundheitskarte beispielsweise auch die Anwendung der Telemedizin und Videosprechstunde. Um sensible Daten kommunizieren zu können, erfolgt diese über eine sichere Telematikinfrastruktur (Vgl. BMG, 2020, o. S.).

5.2 Fernbehandlung und Videosprechstunde

Von einer Fernbehandlung wird gesprochen, sobald ein Erkrankter dem Arzt Symptome oder Befunde nennt, ohne, dass dieser körperlich anwesend beim Arzt vorstellig war. Der Arzt hat demnach keine Möglichkeit zur Untersuchung vor Ort und stellt Diagnosen oder Behandlungsvorschläge aus der Ferne. Die „Erkennung oder Behandlung von Krankheiten, Leiden, Körperschäden oder krankhaften Beschwerden [beruht dabei] nicht auf eigener Wahrnehmung an dem zu behandelnden Menschen […]" (Hahn, 2019, S. 1).

6. Methodologie

In diesem Kapitel wird es um die Methodik gehen, welche den Weg zu den Forschungs-ergebnissen darstellt.

6.1 Literaturrecherche

Aufgrund der aktuellen Situation rund um die Covid-19-Pandemie und den damit verbun-denen Schließungen sämtlicher Bibliotheken, wurde überwiegend eine elektronische Da-tenbankrecherche durchgeführt. Gestartet wurde mit der Suchmaschine „Google Scholar". Als Schlagworte kamen „Auswirkung", „Corona" und „Zahnarztpraxis" zum Einsatz. Wie durch die Aktualität der Thematik zu erwarten, kam es im Rahmen dieser Suche nur zu wenigen Ergebnissen. Ein Artikel aus der Zeitschrift „Der freie Zahnarzt" vom Juni 2020 wurde aufgrund seiner Aktualität und seines passenden Themenschwer-punktes in die Literaturrecherche aufgenommen. Um an weitere Ergebnisse zu gelangen, wurde die Recherche auf die medizinische Datenbank „Pubmed" erweitert und es wurden zunächst die englischen Suchbegriffe „corona" und „e-health" verwendet. Erzielt werden konnten insgesamt vier Ergebnisse, von denen eins vom Februar 2020 verwendet werden konnte. Aufgrund der Tatsache, dass zahlreiche Texte nur als Abstract kostenfrei verfüg-bar sind, wurden unter den brauchbaren Artikeln im Bereich „similar articles" nach frei verfügbaren und korrespondierenden Texten geschaut.

Ein erneuter Suchdurchlauf startete mit den Suchbegriffen „e-health" und „dental sur-gery" und erzielte sieben Ergebnisse. Da die Literatur so aktuell wie möglich sein sollte, wurde auch hier nur ein Text zur näheren Literaturrecherche hinzugenommen.

Neben dem Internet wurde ebenfalls in den Fachzeitschriften „Niedersächsisches Zahn-ärzteblatt" (NZB) und „Der freie Zahnarzt" (DFZ) recherchiert. Vor allem in der Ausgabe vom Mai 2020 konnten einige Artikel gefunden werden, welche thematisch passten.

Als Einschlusskriterien für die Literatur galten sowohl bei der Literaturrecherche im In-ternet als auch bei den genannten Fachzeitschriften die Aktualität der Studien und Bei-träge maximal zurückblickend bis Januar 2020, die thematische Übereinstimmung mit der Forschungsfrage und, dass die Literatur aus wissenschaftlich fundierten Quellen stammt.

6.2 Leitfadengestütztes Interview

Um an Informationen zu kommen, die eine hohe Relevanz für das Thema dieser Hausarbeit haben, wurde sich für die Technik eines leitfadengestützten Experteninterviews entschieden. Im Folgenden wird der Leitfaden beschrieben, welcher vor Beginn der Interviews anhand der sogenannten „SPSS-Methode" nach Helfferich aus dem Jahr 2009 erstellt wurde. Bei dieser Methode stehen die vier Buchstaben für die einzelnen Arbeitsschritte, welche bis zur Leitfadenerstellung durchlaufen werden müssen (S – Sammeln, P – Prüfen, S – Sortieren, S – Subsumieren). Es wurden zuerst mögliche Fragen für das Interview gesammelt, welche anschließend bezüglich ihrer Geeignetheit überprüft wurden. Im Anschluss wurde die Auswahl nach Arten sortiert, bevor diese dann subsumiert wurden, um einen groben Ablauf zu gestalten (Vgl. Wotha, Dembowski, 2017, S. 2). Der Leitfaden (Vgl. Tabelle 1) strukturiert das Interview hinsichtlich Begrüßung, Vorstellung, Abfrage der Einverständnis, des Hauptteils und der Verabschiedung und gilt als Richtlinie für den Interviewer, vereinzeld auch mit Vorformulierungen. Daher kann es zu Abweichungen im Interviewverlauf bei der Durchführung kommen.

6.3 Beschreibung der Interviewpartner

Voraussetzung für die Teilnahme an dem Interview ist ein abgeschlossenes Studium in der Zahnmedizin. Außerdem sollten die teilnehmenden Personen in Vollzeit in einer Zahnarztpraxis als Zahnarzt*ärztin tätig sein, um zu gewährleisten, dass mögliche Veränderungen im Praxisalltag vollständig mitbekommen werden. Da aus beruflichen Gründen ein direkter Kontakt zu diversen Zahnärzten besteht, wurde damit begonnen einen Zahnarzt anzusprechen und nach der freiwilligen Teilnahme zu fragen. Nach der Zustimmung wurde dieser nach weiteren möglichen Interviewpartnern befragt, mit welchen ebenfalls ein Interview geführt wurde. Dieses Verfahren wurde solange durchgeführt, bis drei passende Teilnehmer*innen gefunden werden konnten.

6.4 Transkription der Interviews

Die zuvor aufgezeichneten Interviews wurden anschließend transkribiert. Es wurde sich für das Transkriptionssystem nach Dresing und Pehl entschieden, wodurch sich an folgende Regeln gehalten wurde:

- Kennzeichnung unverständlicher Passagen mit (unv.)
- Einsatz eines „?" beim Anheben der Stimme
- Einsatz eines „ ," beim Abfallen der Stimme
- Niederschreiben eines Wortes in Großbuchstaben bei besonderer Betonung
- Kennzeichnung von Sprechpausen mit (…)
- Wörtliche Transkription
- „ähm" oder „mhm" nur bei alleiniger Antwort transkribieren
- Keine Transkription nonverbaler Äußerungen, da nur Inhalt relevant
- Nach jedem Sprechbeitrag folgt Absatz

Eine Anonymisierung fand hinsichtlich der Namen statt, sodass die interviewende Person im Transkript mit einem „I" und die befragte Person mit einem „B" gekennzeichnet wurde. Die Zahlen von eins bis drei hinter dem „B" stehen für die unterschiedlichen Interviewpartner. Sie geben keine Rückschlüsse auf Erhebungsort oder -zeitraum, sodass die Anonymität weiterhin gewährleistet ist (Vgl. Dresing, Pehl, 2015, S. 21 ff.).

6.5 Datenauswertung

Zur Auswertung der Interviewinhalte wurden diese der qualitativen Inhaltsanalyse nach Mayring unterzogen. Dabei wurde mit keinem Programm gearbeitet, sondern händisch mit Textmarkern und Notizen analysiert (Vgl. Anhang 4).

6.5.1 Auswertungsverfahren anhand der Explikation nach Mayring

Im Folgenden werden die einzelnen Schritte des Auswertungsverfahrens beschrieben, welche bis zur Erhebung der empirischen Daten durchlaufen wurden.

Bei dem Datenmaterial handelt es sich um drei leitfadengestützte Experteninterviews, bei denen ich als Interviewer Zahnärzte aus verschiedenen Praxen Fragen zur Thematik stellte. Die Interviews liegen in transkribierter Form vor und wurden anhand dieser analysiert. Die Idee dieser Thematik ist aus aktiv miterlebten Veränderungen entstanden, die ich während des Ausbruchs der Corona-Pandemie, als Mitarbeiterin in einer

Zahnarztpraxis, feststellte. Als Zielgruppe dieser Arbeit wurden alle Menschen mit Interesse an diesem Thema definiert. Besonders interessant wird es für Mitarbeiter einer Zahnarztpraxis sein, welche möglicherweise selbst gerade in der Position sind, den Praxisablauf zu Zeiten einer Pandemie verändern zu müssen.

Analysiert wird hinsichtlich der aufgetretenen Veränderungen in Zahnarztpraxen aufgrund der Auswirkungen der Covid-19-Pandemie. Anhand der Aussagen der Zahnärzte, soll herausgefunden werden, welche Muster und Phänomene hinsichtlich des Patientenaufkommens, der Auswirkungen geringerer Einnahmen und der Möglichkeiten des Einsatzes von E-Health in Zahnarztpraxen entstanden sind.

Bei der Explikation, einer induktiven Vorgehensweise, kann zum vorhandenen Datenmaterial zusätzliches Material hinzugefügt werden, wenn festgestellt wird, dass Teile unverständlich sind oder gar fehlen (Vgl. Mayring, 1994, S. 167 ff.). Bevor neues Material hinzugenommen wird, muss die zugelassene Art festgelegt werden. Unterschieden wird dabei zwischen einer engen Explikation, bei welcher ausschließlich Ergänzungen aus dem untersuchten Material herausgenommen, und einer weiten Explikation, bei welcher Informationen auch aus anderen Quellen entnommen werden dürfen (Ramsenthaler, 2013, S. 31).

Da ich als Mitarbeiterin einer Zahnarztpraxis im Rahmen der Forschung die Position des vorinformierten Forschers beziehe und mir nach der Interviewführung bewusst wurde, dass es teilweise noch zusätzliche, relevante Informationen gibt, wurde sich für die Analyseart der weiten Explikation entschieden und nach dieser weitestgehend regelgeleitet gearbeitet.

Im ersten Schritt zur Auswertung des Datenmaterials wurde sich eines der drei Interviews herausgesucht, anhand dessen erste Analyseschritte vollzogen wurden. Hierfür diente das zweite Interview, da es das längste und somit auch das Interview war, welches die meisten Fragen beantwortete. Fortgefahren wurde mit dem Wegstreichen irrelevanter Informationen, worauf das Kodieren folgte. Die herausgesuchten Codes wurden zur Übersicht in eine Tabelle eingetragen, die als Kodierleitfaden dienen soll (Vgl. Tabelle 2 und 3). Um für die weiteren Interviews einen Rahmen zu haben, welche Textpassagen zu den herausgesuchten Codes passen, wurden im Anschluss daran Kodier-Regeln, belegt mit Ankerbeispielen aus den Texten, entwickelt. Dieses Vorgehen wurde bei den beiden anderen

Interwies wiederholt. Neu aufgetretene Codes wurden dabei hinzugefügt und bei sich ähnelnden Passagen geschaut, in wie fern diese anhand der Kodier-Regeln hinzugezählt werden können. Mit Blick auf die Forschungsfrage und anhand der Codes, entstanden nach Auswertung aller Interviews zwei Kategorien mit jeweils zwei Unterkategorien (Vgl. Abbildung 1 und 2).

Eine Berufsspezialisierung wird von B1 genannt, die sich überwiegend mit der zahnmedizinischen Schlafmedizin beschäftigt (Vgl. IP B1, p.I., Oldenburg, 03.07.2020, s. Anhang 1). Diese gilt als zu explizierend, da kein zahnmedizinisches Wissen vorausgesetzt wird. B1 beschreibt die Schlafmedizin auf Nachfrage als eine Therapie der schlafbezogenen Atemstörungen oder auch -aussetzer und des krankmachenden Schnarchens, sodass nun eine ausreichende Erklärung besteht (Vgl. IP B1, p.I., Oldenburg, 03.07.2020, s. Anhang 1).

Eine weitere Anreicherung der Informationen aus den Interviews ist im Rahmen der Aussagen über die Nutzungsmöglichkeiten einer Videosprechstunde notwendig. Um die vorliegenden Informationen zu verstärken und ergänzen, wurde ein Interview aus der Fachzeitschrift „Dental Magazin" als Explikationsmaterial zugelassen. (Vgl. Dental Magazin, 2020, o. S.).

6.5.2 Kodierleitfaden und Kategoriensysteme

Nach Betrachtung der Interviews ist aufgefallen, dass jedes Interview aus zwei thematischen Teilen besteht. Zu Beginn standen die Veränderungen, die in den einzelnen Zahnarztpraxen aufgrund der Corona-Pandemie entstanden sind und im Anschluss daran folgte das Gespräch über den Start des Einsatzes von E-Health, besonders der Videosprechstunde. Aufgrund dieser zwei thematischen Schwerpunkte wurden ebenfalls zwei passende Kodierleitfäden erstellt. Der erste Kodierleitfaden ist für die Kategorie „Veränderungen durch Covid-19" und der zweite für den Bereich „E-Health/ Videosprechstunde". Beide Kodierleitfäden sind mit jeweils zwei passenden Codes versehen. Die Kodier-Regel besagt, dass nur Textstellen des jeweiligen Codes zugeordnet werden, wenn sie die gleichen oder ähnlichen Wörter beinhalten, die im Leitfaden vorgegeben sind. Als Ankerbeispiele gelten kurze Zitate, ausgewählt aus den drei Interviews.

Anhand des Leitfadens und seinen klaren Regeln, wurden im Anschluss zwei Kategorien mit ebenfalls zwei Unterkategorien (Vgl. Abbildung 1 und 2) gebildet. Die erste

Kategorie ist die „Veränderung durch Covid-19" und beschäftigt sich in ihren Unterkategorien mit „Terminnachfrage" und „Kurzarbeit". Als zweite Kategorie wurde „E-Health/ Videosprechstunde" gewählt und dieser die Unterkategorien „Möglichkeiten" und „Umsetzung" zugeordnet. Diese Kategorien stellen das Kategoriensystem für die Erhebung der empirischen Befunde aus dem Material dar.

Abbildung 1: Kategorie "Veränderung durch Covid-19"

Veränderung durch Covid-19

Terminnachfrage

Kurzarbeit

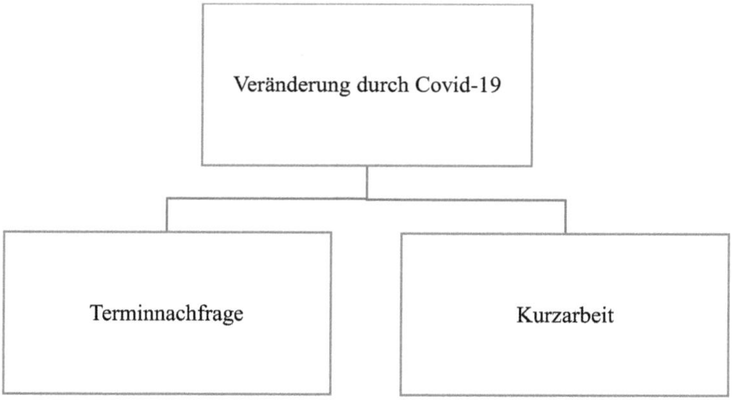

(Quelle: eigene Darstellung)

Abbildung 2: Kategorie: "E-Health/ Videosprechstunde"

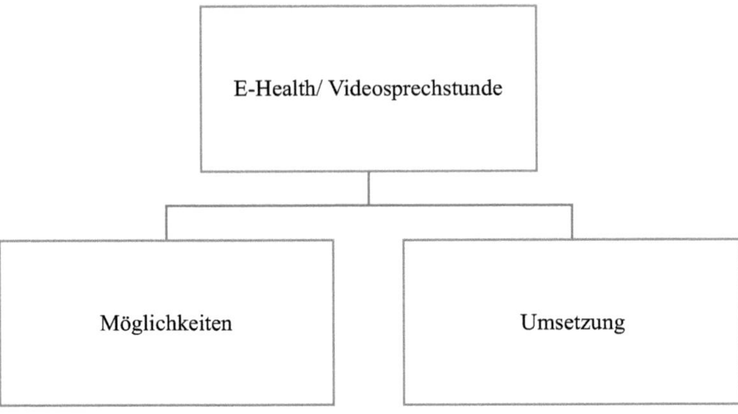

(Quelle: eigene Darstellung)

7. Empirische Befunde

Während der Analyse der drei Interviews konnten sowohl Muster, als auch Phänomene festgestellt werden. Muster definieren sich als Informationen, die von den befragten Zahnärzten in gleicher oder ähnlicher Art erwähnt wurden. Phänomene dagegen beschreiben nur vereinzelnd auftretende Informationen.

Im Folgenden werden die Ergebnisse der qualitativen Inhaltsanalyse mit ihren Mustern und Phänomenen, anhand der Kategoriensysteme beschrieben. IP steht für den Interviewpartner und p. I. für persönliches Interview.

Beginnend bei der Kategorie „Veränderung durch Covid-19" kann ein klares Muster in dem Datenmaterial festgestellt werden. Alle drei Befragten beschreiben eine klare Veränderung der Terminnachfrage in eine negative Richtung. B1 beschreibt diese als einen abrupten Rückgang des Patientenaufkommens (Vgl. IP B1, p. I., Oldenburg, 03.07.2020, s. Anhang 1) und B2 berichtet sogar von einem vollständigen Wegbrechen der Patientenzahlen (Vgl. IP B2, p.I., Oldenburg, 05.07.2020, s. Anhang 2). Auch B3 stellt die Veränderungen durch immense Patientenabsagen dar, erzählt aber von einem festgestellten Wiederanstieg der Patientenzahlen bereits seit Ende April diesen Jahres (Vgl. IP B3, p.I., Oldenburg, 06.07.2020, s. Anhang 3). B3 ist der einzige Interviewpartner, welcher aufgrund fehlender Beschäftigungen Kurzarbeit für seine Mitarbeiter veranlassen musste (Vgl. IP B3, p.I., Oldenburg, 06.07.2020, s. Anhang 3). Weitere Gründe für das Anmelden von Kurzarbeit werden nicht genannt. Das erste Phänomen ist dadurch zu erkennen.

Bei der Entwicklung der zweiten Kategorie, welche sich mit dem Bereich „E-Health/ Videosprechstunde" beschäftigt, konnten umfangreichere Informationen zur Analyse festgestellt werden. Muster konnten erneut bei den Interviews mit B1 und B2 gefunden werden, während B3 mit einem klaren Phänomen heraussticht. B3 ist im Rahmen der Umsetzung und Nutzung der zur E-Health gehörenden Videosprechstunde der Einzige, welcher diese nicht eingesetzt hat, um Patienten aufzufangen (Vgl. IP B3, p.I., Oldenburg, 06.07.2020, s. Anhang 3). Als Grund dafür nennt B3 den in seiner Zahnarztpraxis liegenden Schwerpunkt auf der Parodontits-Therapie, wodurch eine Fernbehandlung kaum möglich und der Patientenkontakt weiterhin wichtig sei (Vgl. IP B3, p.I., Oldenburg, 06.07.2020, s. Anhang 3). Er trifft allgemein die Aussage, dass es für Zahnmediziner schwieriger sei, eine Videosprechstunde zu implementieren, als für beispielsweise

Allgemeinmediziner. Diese Meinung vertritt auch B2. Ebenfalls der Patientenstamm sei ursächlich für die Möglichkeit des Einsatzes einer solchen IKT, da seinerseits die Vermutung besteht, dass jüngere Menschen mehr Interesse an neuer Technik haben und somit zugänglicher und offener dafür seien, als ältere Patienten (Vgl. IP B3, p.I., Oldenburg, 06.07.2020, s. Anhang 3). Durch die fehlende Erfahrung in dem gesamten Bereich, kann Interviewpartner B3 nur Vermutungen äußern. Was ebenfalls eine Barriere für die Integration einer Videosprechstunde in seinem Praxisalltag darstellt, sei die fehlende Technik. Er vermute einen beachtlichen Aufwand hinsichtlich einiger Anschaffungen neuer Computer und Zubehör (Vgl. IP B3, p.I., Oldenburg, 06.07.2020, s. Anhang 3), sodass teilweise Anzeichen von Erneuerungsängsten zu vermuten sind.

Die anderen Interviewpartner gingen wesentlich offener mit der neuen Situation um und veranlassten beide umgehend die Implementierung einer Videosprechstunde (Vgl. IP B1, p.I., Oldenburg, 03.07.2020, s. Anhang 1). B1 berichtete zusätzlich von einer Mehrnutzung der Telekommunikation mit Kollegen und anderen Ärzten, sowie der Freischaltung eines Online-Terminbuchs für die Patienten (Vgl. IP B1, p.I., Oldenburg, 03.07.2020, s. Anhang 1). B1 sieht klare Vorteile in den Möglichkeiten dieser Technik, sodass sie vor allem auf die Vermeidung umgänglicher Praxisbesuche und den Verzicht auf einen „Austausch von Stiften und Zetteln" (IP B1, p.I., Oldenburg, 03.07.2020, s. Anhang 1) zu Corona-Zeiten verweist, da durch das Online-Terminbuch Anamnesebögen beispielsweise bereits zu Hause ausgefüllt werden können (Vgl. IP B1, p.I., Oldenburg, 03.07.2020, s. Anhang 1).

Einige Muster lassen sich bei B1 und B2 auch hinsichtlich der vermuteten oder bereits festgestellten Möglichkeiten von E-Health erkennen. Beide sehen diese hauptsächlich in der Aufklärung und Beratung für Kostenaufstellungen oder Therapie- und Zahnersatzplänen (Vgl. IP B2, p.I., Oldenburg, 05.07.2020, s. Anhang 2). B1 sieht vor allem die Möglichkeit den Patienten im Rahmen eines Videotermins Modelle oder Bilder zu zeigen als „ganz charmant" (IP B1, p.I., Oldenburg, 03.07.2020, s. Anhang 1) an. Da B1 ihren Schwerpunkt in der zahnmedizinischen Schlafmedizin hat, ist die Videosprechstunde eine Option mit einigen Einsatzmöglichkeiten. Verlaufskontrollen, anamnestische Beurteilungen der Symptomentwicklung oder aber auch Nachsorgen werden hier genannt. Eine „nette Alternative" (IP B1, p.I., Oldenburg, 03.07.2020, s. Anhang 1) sei es „gerade auch für Patienten mit einer weiten Anfahrt oder einem vollen Terminplan" (IP B1, p.I., Oldenburg, 03.07.2020, s. Anhang 1).

B2 erwähnt bei den Möglichkeiten das Zwischenmenschliche. Er erachte es als wichtig trotz Corona „wenigstens weiterhin mit den Patienten in Kontakt zu bleiben" (IP B2, p.I., Oldenburg, 05.07.2020, s. Anhang 2). Über den Videochat ginge das einfacher, als nur per Telefon. Des Weiteren erwähnt er sein Gefühl, den Patienten durch dieses Tool etwas Mut zu machen, sie zu ermutigen sich auch zu Zeiten einer Pandemie weiterhin etwas zu trauen (Vgl. IP B2, p.I., Oldenburg, 05.07.2020, s. Anhang 2). Was durch seinen Schwerpunkt in der Chirurgie ebenfalls gut möglich wäre, seien die Nachkontrollen nach chirurgischen Eingriffen, kombiniert mit der Möglichkeit den Patienten „Tipps zur optimierten Pflege der Wunde oder angebrachten Medikamenten" (IP B2, p.I., Oldenburg, 05.07.2020, s. Anhang 2) zu geben. Um auch weiterhin Termine zu planen, beschreibt B2 ebenfalls die optimale Möglichkeit der Besprechung vor anstehenden Implantationen oder anderen chirurgischen Eingriffen (Vgl. IP B2, p.I., Oldenburg, 05.07.2020, s. Anhang 2).

Zu weiteren Befunden hinsichtlich der Möglichkeiten einer Videosprechstunde in Zahnarztpraxen, ergab das zugelassene Interview mit der Praxisberaterin Bernadi. Sie geht besonders auf die Vorteile der Kommunikationsmöglichkeiten über den Videochat ein. Ausdrücke der Mimik, Gestik und Körperhaltung, sowie der Persönlichkeit kämen über die Videosprechstunde wesentlich besser rüber, als bei einem Telefonat. Hinsichtlich der Einsatzmöglichkeiten geht sie auch speziell auf die wichtige Rolle der Zahnärzte selbst ein. Diese müssten ihre eigene Fantasie einschalten, um herauszufinden, für welche Bereiche die Videosprechstunde eine optimale Alternative wäre. Als klassische Einsatzmöglichkeiten nennt sie die Akutsprechstunde per Video, um bereits vorab klären zu können, wie dringend ein Präsenztermin ist und die Besprechung von Heil- und Kostenplänen zur Therapie, was Interviewpartner B1 und B2 bereits erwähnten. Als klares Phänomen in den Befunden weist Bernadi noch auf die psychologischen Vorteile der Videosprechstunde hin. Patienten könnten sich durch die Nutzung eines Videogespräches in ihrer heimischen Umgebung befinden und so weniger gestresst sein. Auch die Faktoren sich für einen Arzttermin Urlaub nehmen, seine Kinder unterbringen oder hohes Verkehrsaufkommen in Kauf nehmen zu müssen könnten wegfallen, wenn diese Möglichkeit eröffnet wird (Vgl. Dental Magazin, 2020, o. S.).

Hinsichtlich der Umsetzung der Videosprechstunde konnten erneut einige Motive festgestellt werden, die sich sowohl bei B1 als auch bei B2 durchgesetzt haben. Der Aufwand der Umsetzung wurde von B1 als „absolut gering" (IP B1, p.I., Oldenburg, 03.07.2020, s. Anhang 1) und von B2 als „mittelmäßig" (IP B2, p.I., Oldenburg, 05.07.2020, s. Anhang 2) betitelt. Beide berichteten von einem kostenfreien Programm, welches zur Verfügung gestellt wird und einfach heruntergeladen werden kann (Vgl. IP B2, p.I., Oldenburg, 05.07.2020, s. Anhang 2). Der einzige Mehraufwand bestehe in der Anschaffung zusätzlicher Headsets und Kameras (Vgl. IP B2, p.I., Oldenburg, 05.07.2020, s. Anhang 2). Was Unterschiede in den beiden Zahnarztpraxen ergab, war die Resonanz der Patienten. Während B1 von einer Nachfrage sprach die „überraschend gering" (IP B1, p.I., Oldenburg, 03.07.2020, s. Anhang 1) war, berichtete B2 von einer recht guten Annahme seitens der Patienten (Vgl. IP B2, p.I., Oldenburg, 05.07.2020, s. Anhang 2). Auf Nachfrage der Gründe für eine schlechte Resonanz wurde mit nicht ausreichenden Informationen über diesen Bereich und fehlender technischer Ausrüstung der Patienten geantwortet (Vgl. IP B1, p.I., Oldenburg, 03.07.2020, s. Anhang 1). Diesen Ansatz verfolgte auch Interviewpartner B3, vor allem bei einem Patientenstamm, welcher überwiegend aus älteren Patienten bestehe (Vgl. IP B3, p.I., Oldenburg, 06.07.2020).

Trotz einiger Schwierigkeiten entschieden sich B1 und B2 aber beide für eine Fortführung des Angebots der Videosprechstunde, auch nach der Corona-Pandemie (Vgl. IP B1, p.I., Oldenburg, 03.07.2020, s. Anhang 1) und auch B3 sagte er sei „offen für neue Dinge vor allem auch was Erneuerungen bezüglich der Technik angeht" (IP B3, p.I., Oldenburg, 06.07.2020, s. Anhang 3), sodass auch dieser der Nutzung von E-Health in Zukunft nicht negativ entgegensieht (Vgl. IP B3, p.I., Oldenburg, 06.07.2020, s. Anhang 3).

8. Diskussion der empirischen Befunde

Nach Analyse des Datenmaterials konnten einige empirische Befunde festgestellt werden, welche zur Anreicherung des Forschungsstands beitragen. Bislang waren nur Studien und Artikel über die fehlenden Corona-Hilfen und die damit verbundenen wirtschaftlichen Krisen der Zahnarztpraxen veröffentlicht (Vgl. DFZ, 2020, o. S.). Die Forschungslücke bestand in den fehlenden Informationen zu Möglichkeiten, diese schwierigen Zeiten zu überbrücken und wurde durch die vorliegenden Ergebnisse bereits etwas geschlossen.

8.1 Blick auf die Forschung

In Anbetracht der empirischen Befunde sind einige Ergebnisse entstanden, die nun weiterer und tieferer Forschung bedürfen. Durch die Interviews mit drei Zahnärzten zu Zeiten einer Pandemie wurden die bereits gesammelten Erkenntnisse in Bezug auf wirtschaftliche Krisen und hohe finanzielle Einbußen durch leere Terminbücher bestätigt. Auch die Befragten mussten Veränderungen verzeichnen und teilweise sogar mit der Anmeldung von Kurzarbeit reagieren, weil jegliche Beschäftigungen ausblieben. Was im Rahmen der Forschung aber vor allem herausgefunden werden sollte, war die Veränderung in Bezug auf die Bedeutung von E-Health. Nach Analyse des Datenmaterials konnten die Befunde einen Beitrag leisten, der zur Verkleinerung der Forschungslücke führt. Es ist eindeutig zu erkennen, dass ein Wechsel im Praxisalltag durch die Auswirkungen der Covid-19-Pandemie stattgefunden hat. Zwei von drei Befragten zögerten nicht lange und etablierten in kürzester Zeit die Videosprechstunde, um ihren Patienten eine neue Möglichkeit der Behandlung zu bieten. Ein Interviewpartner teilte sogar die Nutzung weiterer Tools aus dem Bereich der E-Health mit.

Da die Datenmenge dieser qualitativen Forschung allerdings nur gering ist, bedarf es zur weiteren Forschung einer größeren Anzahl an Befragten. Eine Forschung der gleichen Thematik im quantitativen Bereich wäre unterstützend sinnvoll, um aussagekräftigere Befunde zu erreichen, die auch verallgemeinert werden können. Außerdem sollten weitere Studien über einen längeren Zeitraum geführt werden, um auf lange Sicht zu schauen, wie sich die Videosprechstunde und andere Tools der E-Health in der Zahnarztpraxis durchsetzen. Auf Grundlage der erhobenen Befunde dieser Arbeit lassen sich viele Einsatzmöglichkeiten vermuten, die gut in den Praxisalltag einer Zahnarztpraxis zu integrieren sind. Dennoch sind negative Erkenntnisse in Bezug auf die Annahme der Patienten bereits bekannt. Daher sollten auch hinsichtlich der Patientenakzeptanz weitere Befunde erforscht werden, bevor eine Theoriebildung stattfinden kann.

8.2 Blick auf die Praxis

Für die Praxis hat bereits diese geringe Datenmenge aus nur drei Interviews eine hohe Relevanz. Sie zeigt den Zahnarztpraxen, dass sich eine Videosprechstunde recht simpel in den Praxisalltag integrieren lässt und mit keinem großen Aufwand verbunden ist. Der eventuellen Ängste vor Erneuerungen, vor allem hinsichtlich technischer Veränderungen, kann so entgegen gewirkt werden. Außerdem zeigen die empirischen Befunde eine große Bandbreite an Einsatzmöglichkeiten der Videosprechstunde in Zahnarztpraxen. Von diesen profitieren nicht nur Praxen mit bestimmten Schwerpunkten, den Aussagen der Befragten zufolge können erstaunlich viele Bereiche abgedeckt werden. Was allerdings weiterhin beachtet werden muss und ebenfalls zahlreich in den Interviews angesprochen wurde, ist die schwierigere Umsetzung für Zahnärzte im Gegensatz zu Humanmedizinern oder Dermatologen. In der Zahnmedizin ist es noch unumgänglich Diagnosen ausschließlich im Rahmen einer Fernbehandlung zu treffen, da die Betrachtung einiger Befunde direkt im Mund des Patienten geschehen muss. Dennoch sollte sich kein Zahnarzt davon abwenden Tools aus diesem Bereich in seine Praxisstruktur, wenn auch nur unterstützend, einzubringen, da den Befunden zufolge viele Möglichkeiten bestehen und so gerade in Zeiten von Pandemien der Kontakt zu Patienten mit sicherem Abstand aufrechterhalten werden kann.

9. Fazit und Ausblicke

Nach Betrachtung der empirischen Befunde und Ergebnisse, zu welchen im Rahmen der qualitativen Inhaltsanalyse gekommen wurde, hat sich der Punkt bestätigt, dass die Covid-19-Pandemie im Jahre 2020 große Auswirkungen auf die Zahnarztpraxen hatte. Von finanziellen Engpässen, über immense Hygienekosten bis hin zur Angst vor einer Praxisschließung mussten viele Situationen durchlaufen werden. Herausgestellt hat sich, dass einige Zahnärzte aufgrund dieser Situation schnell reagiert haben und sich hinsichtlich alternativen Behandlungsmöglichkeiten zur Patientenerhaltung informierten und schnellstmöglich eine Videosprechstunde in ihren Praxisalltag implementierten. Weitere Maßnahmen wurden nur vereinzelnd angesprochen. Auch wenn die Resonanz der Patienten nicht immer ausschließlich positiv war und das neue Tool bislang noch eher selten genutzt wurde, blicken alle Interviewteilnehmer dem Ganzen sehr positiv entgegen und werden den Bereich E-Health auch nach Überwindung der Pandemie in ihren Praxisalltag integrieren.

Eine Veränderung hinsichtlich der Bedeutung von E-Health ist daher klar erkennbar. Zahnarztpraxen in denen die Videosprechstunde vorher noch kein Thema war, entschlossen sich durch die Einwirkungen der Corona-Pandemie zur Nutzung dieser neuen Möglichkeit in vielen Bereichen.

Diese Arbeit hat insgesamt ein interessantes Ergebnis erzielt und grundlegende Informationen gegeben, die als Anreiz zur weiteren und tieferen Forschung genommen werden können. Vor allem hinsichtlich langfristiger Studien mit größeren Datenmengen sollten Informationen erhoben werden, um herauszufinden, ob auch nach einer Pandemie die Videosprechstunde in Zahnarztpraxen an Relevanz gewinnen kann und die Akzeptanz von Patienten steigt.

Werden weitere Studien über den erfolgreichen Einsatz von E-Health in der Zahnmedizin erhoben und veröffentlich können diese im Blick auf möglich wiederkehrende oder neu auftretende Pandemien Sicherheit geben und den Zahnärzten zeigen, wie sie trotz schwieriger Zeiten einige Behandlungsbereiche durch den Einsatz einer Videosprechstunde oder ähnlichen Möglichkeiten erhalten können.

10. Anhang

Anhang 1: Transkription Interview 1

I: Herzlich Willkommen zu meinem Interview und vielen Dank, dass sie sich etwas Zeit für mich genommen haben.

B1: Guten Tag. Gar kein Problem, dafür nehme ich mir gerne Zeit.

I: Das ist schön zu hören. Ich möchte heute mit Ihnen über die Auswirkungen der Corona-Pandemie auf die Zahnarztarztpraxis sprechen und genauer in den Bereich E-Health und Videosprechstunde einsteigen. Sind sie bereit für ein paar Fragen?

B1: Ja, legen Sie los.

I:Noch kurz zu Ihrer Information (…) ich würde unser Gespräch weiterhin aufzeichnen, um es später zu transkribieren. Sie bleiben anonym.

B1: Verstanden.

I: Dann starte ich nun mit der ersten Frage (…) Was hat sich seit der Corona-Pandemie in Ihrer Praxis verändert?

B1: Die Terminnachfrage hat sich verändert als die Corona-Pandemie akut war ist die Terminnachfrage abrupt zurückgegangen mittlerweile fragen die Patienten wieder mehr nach Terminen, trotzdem ist das Patientenaufkommen insgesamt zurückgegangen.

I: Okay, das ist ja nicht schön zu hören (…) und haben Sie gerade durch diese Situation begonnen irgendwie mehr Gebrauch von E-Health, der Videosprechstunde oder anderen Möglichkeiten in der Richtung zu machen, um die Patienten aufzufangen?

B1: Ja, ich hab eine Videosprechstunde ziemlich schnell implementiert und auch auf der Website meiner Praxis bekannt gegeben die (…) Nachfrage nach einer Videosprech-stunde war aber überraschend gering.

I: Was meinen Sie, woran kann das liegen?

B1: Das ist eine gute Frage (…) ich denke für viele Patienten stellt so ein Videogespräch noch eine Barriere dar und vermutlich fehlen den Patienten auch noch mehr

Informationen für diesen Bereich (...) andere, vor allem ältere Patienten haben vielleicht auch nicht die technische Ausrüstung dafür?

I: Das könnte natürlich sein, aber vielleicht kommt das mit der Zeit ja noch mehr.

B1: Ja, das Angebot steht auf jeden Fall

I: Ja perfekt, da sind Sie dann ja schon gut ausgerüstet. Haben Sie denn auch noch von anderen Dingen hinsichtlich der E-Health Gebrauch gemacht?

B1: Dazu fällt mir eigentlich nur noch der telemedizinische Austausch mit anderen Ärzten ein, mit denen zusammengearbeitet wird oder zu denen ich Patienten überweise. Ansonsten habe ich den Patienten noch die Möglichkeit freigeschaltet online Termine vereinbaren zu können. So können diese sich das Telefonat beziehungsweise vor allem den Besuch in der Praxis zu Zeiten von Corona ersparen (...) was ebenfalls vom Vorteil ist, ist dass die Patienten bereits online den Anamnesebogen zur Verfügung gestellt bekommen (...) sie können diesen also schon zu Hause ausfüllen und in Praxis muss kein großer Austausch von Stiften und Zetteln passieren.

I: Das klingt ja wirklich praktisch. War der Aufwand denn groß diese Dinge in den Praxisalltag zu integrieren?

B1: Nein (...) es ist kein großes Problem. Vor allem nicht hinsichtlich einer Videosprechstunde. Da gibt's kostenlose von der Kassenärztlichen Vereinigung genehmigte sichere Programme und das ist sehr schnell eingerichtet. Auch das Online-Terminbuch war kein großer Aufwand.

I: Ok, wunderbar (...) gehen wir nochmal auf die Videosprechstunde ein, für welche Bereiche sehen Sie die Sprechstunde, die Videosprechstunde besonders angebracht? Was kann damit alles abgedeckt werden und welche Vorteile bietet sie Ihnen?

B1: Also grad im Bereich der Zahnärztlichen Schlafmedizin, was jetzt meine Spezialisierung ist, kann ich mir durchaus vorstellen, dass man (...) Kontrollen im Verlauf auch mit telemedizinischen Maßnahmen durchführen kann dann einfach anamnestisch die Symptomentwicklung beurteilen kann, um dann zu entscheiden, ob ein Präsenztermin überhaupt erforderlich ist. In der Nachsorge kann eine Videosprechstunde auch mal praktisch sein, nach einer Operation oder nach einer umfangreichen Behandlung, um einfach nach dem Befinden des Patienten zu fragen (…) und auch in der Therapieaufklärung zum Beispiel bei Zahnersatzaufklärungen, die ja doch immer so bisschen komplex und vielfältig sind ist es denke ich ganz charmant, wenn man statt einem Telefongespräch auch einen Videotermin machen kann, um zum Beispiel Modelle oder Bilder zu zeigen, weil dann einfach noch was optisches dazu kommt und man so von Angesicht zu Angesicht nochmal die Einzelheiten besprechen kann.

I: Können Sie in einem kurzen Satz beschreiben, was unter den zahnmedizinischen Schlafmedizin verstanden wird?

B1: Oh ja, sicher. Darunter wird die zahnmedizinische Therapie schlafbezogener Atemstörungen oder auch -aussetzer und des krankmachenden Schnarchens verstanden. Im Fachjargon wird dieses als Schlafapnoe bezeichnet. Reicht Ihnen das?

I: Ja auf jeden Fall, danke (…) Gut kommen wir zurück zur Thematik: Also werden Sie diesen Bereich auch nach der Pandemie weiterhin mit in Ihren Praxisalltag integrieren und den Patienten anbieten?

B1: Ja ich werde es auf jeden Fall anbieten. Der Aufwand ist absolut gering und gerade auch für Patienten mit einer weiten Anfahrt (…) oder (…) einem vollen Terminplan denke ich ist das eine nette Alternative.

I: Ok, wunderbar. Das klingt plausibel. Von meiner Seite aus haben Sie alles beantwortet. Vielen Dank dafür. Haben Sie noch etwas zu ergänzen, was Ihnen diesbezüglich noch in den Kopf gekommen ist?

B1: (…) gerade soweit nicht. Ich wünsche mir nur, dass solch eine Situation uns natürlich nicht nochmal bevorsteht und die Patienten das Angebot der Videosprechstunde vielleicht doch noch intensiver wahrnehmen.

I: Ja, das kann ich verstehen. Das wünsche ich Ihnen auch. Dann vielen Dank für das Gespräch und die aufgebrachte Zeit und ich wünsche Ihnen noch einen schönen Tag.

B1: Ja sehr gerne, gar kein Problem. Das wünsche ich auch. Auf Wiedersehen.

(Quelle: eigene Datenerhebung)

Anhang 2: Transkription Interview 2

I: Ja, hallo erstmal und schön, dass sie sich kurz Zeit genommen haben ein Interview mit mir zu führen.

B2: Guten Tag, sehr gerne. Ich bin gespannt, was da auf mich zukommt.

I: Im Grunde werde ich Ihnen heute einige Fragen bezüglich der Covid-19-Pandemie und ihren Auswirkungen auf die Zahnarztpraxis stellen. Hauptsächlich werde ich dabei dann auf die Veränderung des Praxisalltags, auch hinsichtlich der eventuellen Nutzung von E-Health, Videosprechstunde und Co. eingehen. Ich würde das Interview weiterhin aufzeichnen, wenn Sie einverstanden sind?

B2: Ja, auf jeden Fall. Das ist kein Problem.

I: OK, super. Dann kann ich es später transkribieren. Sie bleiben auch anonym.

B2: Alles klar.

I: Dann kommen wir auch schon zur ersten Frage. Was hat sich seit der Corona-Pandemie in Ihrer Zahnarztpraxis verändert?

B2: JA (…) was sich definitiv verändert hat sind die Patientenabsagen. Eigentlich haben wir immer echt voll bestellte Terminbücher, aber ich würde sagen (…) so Anfang bis Mitte März brachen die Patientenzahlen fast vollständig weg. Fast niemand hat sich mehr vor die Tür getraut und ich glaube ganz ehrlich die Politik hat dies noch unterstützt. Die Zahnarztpraxis wurde ja nicht gerade positiv dargestellt in dieser Zeit und eher die Warnung gegeben, bloß nicht zum Zahnarzt zu gehen.

I: Oh ok, das klingt ja gar nicht gut

B2: Nein das stimmt. Ich bin ja froh, dass es jetzt langsam wieder bergauf geht mit den Patienten. Die Zeit war echt schwierig und sogar nicht kontrollierbar.

I: Ja, das kann ich gut verstehen. Haben Sie denn irgendwas unternommen, um die Patienten etwas aufzufangen?

B2: Das Einzige, was mir in der Zeit möglich war, war die Einrichtung einer Online-Sprechstunde. Also die Kommunikation mit den Patienten über den Videochat im Internet. Ansonsten waren mir mehr oder weniger die Hände gebunden.

I: Ok, verstehe..

B2: Ich hätte es nicht so gedacht, aber tatsächlich haben meine Patienten das sogar recht gut angenommen.

I: Ach das ist doch schön (…). Ich habe gesehen, dass ihr Schwerpunkt in der Chirurgie liegt, richtig?

B2: Ja genau, das stimmt. Die Behandlung an sich wurden dadurch beziehungsweise mussten ja mehr oder weniger unterbrochen werden, aber durch die Videosprechstunde war es meinem Team und mir möglich, wenigstens weiterhin mit den Patienten in Kontakt zu bleiben.

I: Was genau haben Sie dann mit den Patienten über den Videochat gemacht?

B2: JA (…) also hauptsächlich ging es dabei um beratende und aufklärende Gespräche. Sprich falls vor Kurzem ein chirurgischer Eingriff passiert ist, kann ich ganz leicht mit dem Patienten in ein Videogespräch gehen und nach seinem aktuellen Befinden fragen. Ihm oder ihr Anweisungen und Tipps zur optimierten Pflege der Wunde oder angebrachten Medikamenten geben. Auch ist es möglich, dass vor einer anstehenden Implantation beispielsweise mit dem Patienten der Eingriff besprochen wird. Ich habe auch tatsächlich das Gefühl, dass ihnen so mehr Mut gemacht wird, sich allgemein, aber vor allem auch in Zeiten von Corona zu trauen. Wir haben in der Zahnarztpraxis so hohe Hygienevorschriften, dass es meiner Meinung nach ein viel größeres Risiko ist, sich beim Einkaufen zu infizieren, als bei uns in der Praxis.

I: Ja, das ergibt Sinn. Schön zu hören, dass auch die Patienten das gut annehmen. Bei anderen Praxen ist es nur schwer angelaufen, wie ich es bereits so mitbekommen habe (…). Ist es eigentlich nur Ihnen als Zahnarzt möglich die Gespräche mit den Patienten zu führen oder können auch Ihre Angestellten mit diesem Tool arbeiten?

B2: Was Ferndiagnosen und Nachkontrollen angeht (…) dafür bin ich verantwortlich, aber tatsächlich ist es unserer Verwaltungsfachangestellten möglich, Aufklärungsgespräche zu den Eingriffen oder Kostenbesprechungen für Implantate etc. über das Internet mit den Patienten zu führen.

I: Na das ist doch super. Wie sah es eigentlich mit dem Aufwand für die Installation und Umsetzung einer Videosprechstunde aus? War der groß?

B2: Ich würde sagen mittelmäßig. Das Programm ELVI kann man sich ganz einfach downloaden und ist auch hinsichtlich des Datenschutzes geprüft. Das wird ja immer wichtiger (…) wir mussten uns allerdings noch zusätzliche Headsets und Kameras besorgen, die wir mit den Computern verbinden konnten. Vom Aufwand her also schon gut machbar, aber man muss sich natürlich etwas damit beschäftigen.

I: Ok, schön zu hören. Jetzt wo sie das virtuelle Sprechzimmer quasi eingerichtet haben und auch gute Resonanz bekamen (…) meinen Sie, sie werden auch nach solch einer Pandemie die Videosprechstunde weiter nutzen? Welcher Vor- und Nachteile sehen Sie darin?

B2: Ja doch also ich denke schon. Anbieten werde ich es weiterhin. Vor allem Menschen die in ihrer Mobilität eingeschränkt sind oder die weitere Anfahrtswege bis zu meiner Praxis haben, den könnte man natürlich einiges erleichtern, wenn Sie zu Terminen nicht körperlich anwesend sein müssen und man alles über die Videosprechstunde regeln kann. Ich muss sagen auch für mich ist es mal eine Abwechslung solch eine Art Sprechstunde durchzuführen.

I: Und wie ist die Resonanz Ihrer Angestellten?

B2: Auch die ist tatsächlich durchweg positiv (…) und ich denke auch meine Helferinnen hätten kein Problem, wenn auch in Zukunft einige Besprechungen über den Videochat passieren.

I: Das ist doch echt was positives, neben den ganzen negativen Nachrichten in der heutigen Zeit (…) Sehen sie denn an dieser Möglichkeit der E-Health-Nutzung auch Nachteile?

B2: (…) Generell kann ich eigentlich nichts negatives zu dieser JA (…) nennen wir es mal Behandlungsart sagen. Im Gegensatz zu beispielsweise den Humanmedizinern haben wir Zahnärzte es natürliches etwas schwieriger. Im zahnmedizinischen Bereich ist es natürlich schwer zu diagnostizieren, was ein Patient für Beschwerden hat, ohne direkt in den Mund zu schauen. Hautärzte können hier schon leichter Diagnosen abgeben und angebrachte Medikationen aussprechen. Generell bin ich aber schon froh, dass wir

Beratungen und Nachkontrollen schon gut damit vollziehen können und den Patienten etwas entgegen kommen können.

I: Ja ok, das ist verständlich (…) ich denke Sie haben dann auch alle Fragen von mir beantwortet. Haben Sie sonst noch irgendetwas hinzuzufügen?

B2: Nein, ich glaube nicht (…) das war ein interessantes Interview.

I: Danke, das finde ich allerdings auch (…) ja (…) dann bedanke ich mich recht herzlich für Ihre Teilnahme und wünsche Ihnen weiterhin alles Gute.

B2: Ja sehr gerne, das wünsche ich Ihnen auch.

(Quelle: eigene Datenerhebung)

Anhang 3: Transkription Interview 3

I: Guten Tag. Meine Name ist Lea Celine Lange und ich freue mich, dass ich heute ein Interview mit Ihnen führen darf. Wenn es in Ordnung für Sie ist, würde ich das Interview aufzeichnen, um es später zu transkribieren und analysieren.

B3: Hallo, das ist natürlich vollkommen in Ordnung.

I: Wunderbar. Dann würde ich gleich direkt starten. Es geht um die Auswirkungen der Corona-Pandemie auf die Zahnarztpraxis. Besonders hinsichtlich der Veränderung des Praxisalltags und die eventuelle Nutzung neuer Tools aus dem Bereich der E-Health.

B3: Dann legen Sie gerne los.

I: OK, kommen wir zur ersten Frage (…) Was hat sich seit der Corona-Pandemie in Ihrer Praxis so verändert? Konnten Sie Unterschiede verzeichnen?

B3: Ja, doch auf jeden Fall. Besonders aufgefallen ist, dass sehr viele Patienten ihre Termine entweder abgesagt haben oder erst gar nicht erschienen sind. Das Risiko einer Infektion war den meisten Menschen wohl einfach zu groß. Kann ich auch irgendwo nachvollziehen (…). Es war ja für alle eine neue Situation.

I: Ja, das ging glaube ich echt vielen Praxen so (…)

B3: Definitiv. In der Zeit hat man nur wenig Positives von Kollegen gehört. Wir mussten sogar so weit gehen, dass ein Teil des Teams in Kurzarbeit gegangen ist und ich tatsächlich viel alleine gearbeitet habe. Meine Angestellten wollte ich in dieser Zeit natürlich auch weitestgehend schützen (…) ich muss aber dazu sagen, dass es so nach knapp vier Wochen wieder bergauf ging und seit Ende April auch wieder mehr Patienten den Gang zu uns wagen.

I: Das ist doch schon mal schön, wenn es wieder mehr wird hinsichtlich der Patientenzahlen.

B3: Ja ein Glück.

I: Haben Sie in der akuten Phase denn irgendetwas unternommen, um die Patienten aufzufangen? Ich meine jetzt beispielsweise in Richtung von telemedizinischen Möglichkeiten, um Patienten den Aufenthalt fernab von den eigenen vier Wänden zu ersparen und trotzdem weiterarbeiten zu können?

B3: Nein, tatsächlich habe ich nichts weiter veranlasst, außer halt die Entscheidung zu treffen, einen Teil der Mitarbeiter in Kurzarbeit zu schicken, weil nicht mehr viel zu tun war. Dadurch, dass wir unseren Schwerpunkt in der Parodontitis-Therapie haben und Fernbehandlungen diesbezüglich wohl kaum möglich sind, habe ich darin nicht so den Sinn gesehen. Dass einige Praxen, auch in meinem Umfeld, darauf zurückgegriffen haben, habe ich aber schon mitbekommen.

I: Sie meinen also, die Videosprechstunde ist nicht für jede Praxis einsetzbar?

B3: Ja genau, also für die Zahnmedizin ist es meiner Meinung nach sowieso schwerer, als für Allgemeinmediziner, aber ich denke gerade was Praxen mit Spezialisierungen angeht, wo ein Patientenkontakt erheblich wichtig ist, ist eine Videosprechstunde eher nichts. Hinzu kommt auch, dass mein Patientenstamm sich eher aus älteren Menschen zusammensetzt. Hätte ich viele junge Patienten, wäre das vermutlich auch noch was anderes. Die haben bestimmt mehr Interesse an neuerer Technik.

I: Ja da könnten sie recht haben. Also wäre dieser Bereich der E-Health auch in Zukunft keine Option für Sie?

B3: So würde ich das nun nicht sagen. Natürlich bin ich offen für neue Dinge (…) vor allem auch was Erneuerungen bezüglich der Technik angeht (…) da hängt meine Praxis wahrscheinlich auch allgemein noch etwas zurück, aber es muss halt auch immer zur

Praxisstruktur passen und ich denke etwas Aufwand wird die ganze Umsetzung wahrscheinlich auch verlangen (…) wenn ich mir überlege, dass ich einige neue Computer und Zubehör bräuchte.

I: Das denke ich auch, obwohl ich auch schon von einigen Praxen mitbekommen habe, dass die Umsetzung beziehungsweise Integrierung in den Praxisalltag gar nicht so schwierig war (…) das kann aber ja glücklicherweise auch jede Praxis noch selbst entscheide, in wie weit sie mit der voranschreitenden Technik mitgeht.

B3: Das sehe ich ganz genauso, ja

I: Dadurch, dass Sie so noch keine Erfahrungswerte mit Videosprechstunde und Co. haben, wären die Fragen meinerseits schon alle beantwortet.

B3: Ach Mensch, das ging ja schnell.

I: JA (…) es sei denn Sie haben noch etwas, was Sie zu diesem Thema anzumerken haben.

B3: Ich glaube erst einmal nicht. Ich bin gespannt, wie sich das Ganze noch weiterentwickeln wird. Wer weiß (…) vielleicht gehöre ich ja auch irgendwann zu den Zahnärzten, in denen die Arbeit über das Internet zum Alltag wird.

I: Ja, man weiß ja nie. Vielen Dank auf jeden Fall für Ihre Zeit und alles Gute für die Zukunft.

B3: Gar kein Problem, ich stehe gerne nochmal für ein Interview zur Verfügung. Auf Wiedersehen.

I: Super, das merke ich mir. Tschüss.

(Quelle: eigene Datenerhebung)

Anhang 4: Notizen für die qualitative Inhaltsanalyse

Anhang 1: Transkription Interview 1

I: Herzlich Willkommen zu meinem Interview und vielen Dank, dass sie sich etwas Zeit für mich genommen haben.

B1: Guten Tag. Gar kein Problem, dafür nehme ich mir gerne Zeit.

I: Das ist schön zu hören. Ich möchte heute mit Ihnen über die Auswirkungen der Corona-Pandemie auf die Zahnarztarztpraxis sprechen und genauer in den Bereich E-Health und Videosprechstunde einsteigen. Sind sie bereit für ein paar Fragen?

B1: Ja, legen Sie los.

I:Noch kurz zu Ihrer Information (…) ich würde unser Gespräch weiterhin aufzeichnen, um es später zu transkribieren. Sie bleiben anonym.

B1: Verstanden.

I: Dann starte ich nun mit der ersten Frage (…) Was hat sich seit der Corona-Pandemie in Ihrer Praxis verändert?

B1: Die Terminnachfrage hat sich verändert als die Corona-Pandemie akut war ist die Terminnachfrage abrupt zurückgegangen mittlerweile fragen die Patienten wieder mehr nach Terminen, trotzdem ist das Patientenaufkommen insgesamt zurückgegangen.

I: Okay, das ist ja nicht schön zu hören (…) und haben Sie gerade durch diese Situation begonnen irgendwie mehr Gebrauch von E-Health, der Videosprechstunde oder anderen Möglichkeiten in der Richtung zu machen, um die Patienten aufzufangen?

B1: Ja, ich hab eine Videosprechstunde ziemlich schnell implementiert und auch auf der Website meiner Praxis bekannt gegeben die (…) Nachfrage nach einer Videosprech-stunde war aber überraschend gering.

I: Was meinen Sie, woran kann das liegen?

B1: Das ist eine gute Frage (…) ich denke für viele Patienten stellt so ein Videogespräch noch eine Barriere dar und vermutlich fehlen den Patienten auch noch mehr Informatio-nen für diesen Bereich (…) andere, vor allem ältere Patienten haben vielleicht auch nicht die technische Ausrüstung dafür?

I: Das könnte natürlich sein, aber vielleicht kommt das mit der Zeit ja noch mehr.

B1: Ja, das Angebot steht auf jeden Fall

I: Ja perfekt, da sind Sie dann ja schon gut ausgerüstet. Haben Sie denn auch noch von anderen Dingen hinsichtlich der E-Health Gebrauch gemacht?

B1: Dazu fällt mir eigentlich nur noch der telemedizinische Austausch mit anderen Ärzten ein, mit denen zusammengearbeitet wird oder zu denen ich Patienten überweise. Ansonsten habe ich den Patienten noch die Möglichkeit freigeschaltet online Termine vereinbaren zu können. So können diese sich das Telefonat beziehungsweise vor allem den Besuch in der Praxis zu Zeiten von Corona ersparen (…) was ebenfalls vom Vorteil ist, ist dass die Patienten bereits online den Anamnesebogen zur Verfügung gestellt bekommen (…) sie können diesen also schon zu Hause ausfüllen und in Praxis muss kein großer Austausch von Stiften und Zetteln passieren.

I: Das klingt ja wirklich praktisch. War der Aufwand denn groß diese Dinge in den Praxisalltag zu integrieren?

B1: Nein (…) es ist kein großes Problem. Vor allem nicht hinsichtlich einer Videosprechstunde. Da gibt's kostenlose von der Kassenärztlichen Vereinigung genehmigte sichere Programme und das ist sehr schnell eingerichtet. Auch das Online-Terminbuch war kein großer Aufwand.

I: Ok, wunderbar (…) gehen wir nochmal auf die Videosprechstunde ein, für welche Bereiche sehen Sie die Sprechstunde, die Videosprechstunde besonders angebracht? Was kann damit alles abgedeckt werden und welche Vorteile bietet sie Ihnen?

B1: Also grad im Bereich der Zahnärztlichen Schlafmedizin, was jetzt meine Spezialisierung ist, kann ich mir durchaus vorstellen, dass man (…) Kontrollen im Verlauf auch mit telemedizinischen Maßnahmen durchführen kann dann einfach anamnestisch die Symptomentwicklung beurteilen kann, um dann zu entscheiden, ob ein Präsenztermin überhaupt erforderlich ist. In der Nachsorge kann eine Videosprechstunde auch mal praktisch sein, nach einer Operation oder nach einer umfangreichen Behandlung, um einfach nach dem Befinden des Patienten zu fragen (…) und auch in der Therapieaufklärung zum Beispiel bei Zahnersatzaufklärungen, die ja doch immer so bisschen komplex und vielfältig sind ist es denke ich ganz charmant, wenn man statt einem Telefongespräch auch einen

Videotermin machen kann, um zum Beispiel Modelle oder Bilder zu zeigen, weil dann einfach noch was optisches dazu kommt und man so von Angesicht zu Angesicht nochmal die Einzelheiten besprechen kann.

I: Können Sie in einem kurzen Satz beschreiben, was unter den zahnmedizinischen Schlafmedizin verstanden wird?

B1: Oh ja, sicher. Darunter wird die zahnmedizinische Therapie schlafbezogener Atemstörungen oder auch -aussetzer und des krankmachenden Schnarchens verstanden. Im Fachjargon wird dieses als Schlafapnoe bezeichnet. Reicht Ihnen das?

I: Ja auf jeden Fall, danke (…) Gut kommen wir zurück zur Thematik: Also werden Sie diesen Bereich auch nach der Pandemie weiterhin mit in Ihren Praxisalltag integrieren und den Patienten anbieten?

B1: Ja ich werde es auf jeden Fall anbieten. Der Aufwand ist absolut gering und gerade auch für Patienten mit einer weiten Anfahrt (…) oder (…) einem vollen Terminplan denke ich ist das eine nette Alternative.

I: Ok, wunderbar. Das klingt plausibel. Von meiner Seite aus haben Sie alles beantwortet. Vielen Dank dafür. Haben Sie noch etwas zu ergänzen, was Ihnen diesbezüglich noch in den Kopf gekommen ist?

B1: (…) gerade soweit nicht. Ich wünsche mir nur, dass solch eine Situation uns natürlich nicht nochmal bevorsteht und die Patienten das Angebot der Videosprechstunde vielleicht doch noch intensiver wahrnehmen.

I: Ja, das kann ich verstehen. Das wünsche ich Ihnen auch. Dann vielen Dank für das Gespräch und die aufgebrachte Zeit und ich wünsche Ihnen noch einen schönen Tag.

B1: Ja sehr gerne, gar kein Problem. Das wünsche ich auch. Auf Wiedersehen.

(Quelle: eigene Beschriftung und Markierung anhand der Transkripte)

Anhang 2: Transkription Interview 2

I: Ja, hallo erstmal und schön, dass sie sich kurz Zeit genommen haben ein Interview mit mir zu führen.

B2: Guten Tag, sehr gerne. Ich bin gespannt, was da auf mich zukommt.

I: Im Grunde werde ich Ihnen heute einige Fragen bezüglich der Covid-19-Pandemie und ihren Auswirkungen auf die Zahnarztpraxis stellen. Hauptsächlich werde ich dabei dann auf die Veränderung des Praxisalltags, auch hinsichtlich der eventuellen Nutzung von E-Health, Videosprechstunde und Co. eingehen. Ich würde das Interview weiterhin aufzeichnen, wenn Sie einverstanden sind?

B2: Ja, auf jeden Fall. Das ist kein Problem.

I: OK, super. Dann kann ich es später transkribieren. Sie bleiben auch anonym.

B2: Alles klar.

I: Dann kommen wir auch schon zur ersten Frage. Was hat sich seit der Corona-Pandemie in Ihrer Zahnarztpraxis verändert?

B2: JA (…) was sich definitiv verändert hat sind die Patientenabsagen. Eigentlich haben wir immer echt voll bestellte Terminbücher, aber ich würde sagen (…) so Anfang bis Mitte März brachen die Patientenzahlen fast vollständig weg. Fast niemand hat sich mehr vor die Tür getraut und ich glaube ganz ehrlich die Politik hat dies noch unterstützt. Die Zahnarztpraxis wurde ja nicht gerade positiv dargestellt in dieser Zeit und eher die Warnung gegeben, bloß nicht zum Zahnarzt zu gehen.

I: Oh ok, das klingt ja gar nicht gut

B2: Nein das stimmt. Ich bin ja froh, dass es jetzt langsam wieder bergauf geht mit den Patienten. Die Zeit war echt schwierig und sogar nicht kontrollierbar.

I: Ja, das kann ich gut verstehen. Haben Sie denn irgendwas unternommen, um die Patienten etwas aufzufangen?

B2: Das Einzige, was mir in der Zeit möglich war, war die Einrichtung einer Online-Sprechstunde. Also die Kommunikation mit den Patienten über den Videochat im Internet. Ansonsten waren mir mehr oder weniger die Hände gebunden.

I: Ok, verstehe..

B2: Ich hätte es nicht so gedacht, aber tatsächlich haben meine Patienten das sogar recht gut angenommen.

I: Ach das ist doch schön (…). Ich habe gesehen, dass ihr Schwerpunkt in der Chirurgie liegt, richtig?

B2: Ja genau, das stimmt. Die Behandlung an sich wurden dadurch beziehungsweise mussten ja mehr oder weniger unterbrochen werden, aber durch die Videosprechstunde war es meinem Team und mir möglich, wenigstens weiterhin mit den Patienten in Kontakt zu bleiben.

I: Was genau haben Sie dann mit den Patienten über den Videochat gemacht?

B2: JA (…) also hauptsächlich ging es dabei um beratende und aufklärende Gespräche. Sprich falls vor Kurzem ein chirurgischer Eingriff passiert ist, kann ich ganz leicht mit dem Patienten in ein Videogespräch gehen und nach seinem aktuellen Befinden fragen. Ihm oder ihr Anweisungen und Tipps zur optimierten Pflege der Wunde oder angebrachten Medikamenten geben. Auch ist es möglich, dass vor einer anstehenden Implantation beispielsweise mit dem Patienten der Eingriff besprochen wird. Ich habe auch tatsächlich das Gefühl, dass ihnen so mehr Mut gemacht wird, sich allgemein, aber vor allem auch in Zeiten von Corona zu trauen. ~~Wir haben in der Zahnarztpraxis so hohe Hygienevorschriften, dass es meiner Meinung nach ein viel größeres Risiko ist, sich beim Einkaufen zu infizieren, als bei uns in der Praxis.~~

I: ~~Ja, das ergibt Sinn. Schön zu hören, dass auch die Patienten das gut annehmen. Bei anderen Praxen ist es nur schwer angelaufen, wie ich es bereits so mitbekommen habe (…). Ist es eigentlich nur Ihnen als Zahnarzt möglich die Gespräche mit den Patienten zu führen oder können auch Ihre Angestellten mit diesem Tool arbeiten?~~

B2: Was Ferndiagnosen und Nachkontrollen angeht (…) dafür bin ich verantwortlich, aber tatsächlich ist es unserer Verwaltungsfachangestellten möglich, Aufklärungsgespräche zu den Eingriffen oder Kostenbesprechungen für Implantate etc. über das Internet mit den Patienten zu führen.

I: Na das ist doch super. Wie sah es eigentlich mit dem Aufwand für die Installation und Umsetzung einer Videosprechstunde aus? War der groß?

B2: Ich würde sagen mittelmäßig. Das Programm ELVI kann man sich ganz einfach downloaden und ist auch hinsichtlich des Datenschutzes geprüft. Das wird ja immer wichtiger (…) wir mussten uns allerdings noch zusätzliche Headsets und Kameras besorgen, die wir mit den Computern verbinden konnten. Vom Aufwand her also schon gut machbar, aber man muss sich natürlich etwas damit beschäftigen.

I: Ok, schön zu hören. Jetzt wo sie das virtuelle Sprechzimmer quasi eingerichtet haben und auch gute Resonanz bekamen (…) meinen Sie, sie werden auch nach solch einer Pandemie die Videosprechstunde weiter nutzen? Welcher Vor- und Nachteile sehen Sie darin?

B2: Ja doch also ich denke schon. Anbieten werde ich es weiterhin. Vor allem Menschen die in ihrer Mobilität eingeschränkt sind oder die weitere Anfahrtswege bis zu meiner Praxis haben, den könnte man natürlich einiges erleichtern, wenn Sie zu Terminen nicht körperlich anwesend sein müssen und man alles über die Videosprechstunde regeln kann. Ich muss sagen auch für mich ist es mal eine Abwechslung solch eine Art Sprechstunde durchzuführen.

I: Und wie ist die Resonanz Ihrer Angestellten?

B2: Auch die ist tatsächlich durchweg positiv (…) und ich denke auch meine Helferinnen hätten kein Problem, wenn auch in Zukunft einige Besprechungen über den Videochat passieren.

I: Das ist doch echt was positives, neben den ganzen negativen Nachrichten in der heutigen Zeit (…) Sehen sie denn an dieser Möglichkeit der E-Health-Nutzung auch Nachteile?

B2: (…) Generell kann ich eigentlich nichts negatives zu dieser JA (…) nennen wir es mal Behandlungsart sagen. Im Gegensatz zu beispielsweise den Humanmedizinern haben wir Zahnärzte es natürliches etwas schwieriger. Im zahnmedizinischen Bereich ist es natürlich schwer zu diagnostizieren, was ein Patient für Beschwerden hat, ohne direkt in den Mund zu schauen. Hautärzte können hier schon leichter Diagnosen abgeben und angebrachte Medikationen aussprechen. Generell bin ich aber schon froh, dass wir

Beratungen und Nachkontrollen schon gut damit vollziehen können und den Patienten etwas entgegen kommen können.

~~I: Ja ok, das ist verständlich (…) ich denke Sie haben dann auch alle Fragen von mir beantwortet. Haben Sie sonst noch irgendetwas hinzuzufügen?~~

~~B2: Nein, ich glaube nicht (…) das war ein interessantes Interview.~~

~~I: Danke, das finde ich allerdings auch (…) ja (…) dann bedanke ich mich recht herzlich für Ihre Teilnahme und wünsche Ihnen weiterhin alles Gute.~~

~~B2: Ja sehr gerne, das wünsche ich Ihnen auch.~~

(Quelle: eigene Datenerhebung)

Anhang 3: Transkription Interview 3

~~I: Guten Tag. Meine Name ist Lea Celine Lange und ich freue mich, dass ich heute ein Interview mit Ihnen führen darf. Wenn es in Ordnung für Sie ist, würde ich das Interview aufzeichnen, um es später zu transkribieren und analysieren.~~

~~B3: Hallo, das ist natürlich vollkommen in Ordnung.~~

~~I: Wunderbar. Dann würde ich gleich direkt starten. Es geht um die Auswirkungen der Corona-Pandemie auf die Zahnarztpraxis. Besonders hinsichtlich der Veränderung des Praxisalltags und die eventuelle Nutzung neuer Tools aus dem Bereich der E-Health.~~

~~B3: Dann legen Sie gerne los.~~

~~I: OK, kommen wir zur ersten Frage (…)~~ Was hat sich seit der Corona-Pandemie in Ihrer Praxis so verändert? Konnten Sie Unterschiede verzeichnen?

B3: Ja, doch auf jeden Fall. Besonders aufgefallen ist, dass sehr viele Patienten ihre Termine entweder abgesagt haben oder erst gar nicht erschienen sind. ~~Das Risiko einer Infektion war den meisten Menschen wohl einfach zu groß. Kann ich auch irgendwo nachvollziehen (…). Es war ja für alle eine neue Situation.~~

~~I: Ja, das ging glaube ich echt vielen Praxen so (…)~~

~~B3: Definitiv. In der Zeit hat man nur wenig Positives von Kollegen gehört.~~ Wir mussten sogar so weit gehen, dass ein Teil des Teams in Kurzarbeit gegangen ist und ich tatsächlich viel alleine gearbeitet habe. Meine Angestellten wollte ich in dieser Zeit natürlich auch weitestgehend schützen (…) ich muss aber dazu sagen, dass es so nach knapp vier Wochen wieder bergauf ging und seit Ende April auch wieder mehr Patienten den Gang zu uns wagen.

I: Das ist doch schon mal schön, wenn es wieder mehr wird hinsichtlich der Patientenzahlen.

B3: Ja ein Glück.

I: Haben Sie in der akuten Phase denn irgendetwas unternommen, um die Patienten aufzufangen? Ich meine jetzt beispielsweise in Richtung von telemedizinischen Möglichkeiten, um Patienten den Aufenthalt fernab von den eigenen vier Wänden zu ersparen und trotzdem weiterarbeiten zu können?

B3: Nein, tatsächlich habe ich nichts weiter veranlasst, außer halt die Entscheidung zu treffen, einen Teil der Mitarbeiter in Kurzarbeit zu schicken, weil nicht mehr viel zu tun war. Dadurch, dass wir unseren Schwerpunkt in der Parodontitis-Therapie haben und Fernbehandlungen diesbezüglich wohl kaum möglich sind, habe ich darin nicht so den Sinn gesehen. Dass einige Praxen, auch in meinem Umfeld, darauf zurückgegriffen haben, habe ich aber schon mitbekommen.

I: Sie meinen also, die Videosprechstunde ist nicht für jede Praxis einsetzbar?

B3: Ja genau, also für die Zahnmedizin ist es meiner Meinung nach sowieso schwerer, als für Allgemeinmediziner, aber ich denke gerade was Praxen mit Spezialisierungen angeht, wo ein Patientenkontakt erheblich wichtig ist, ist eine Videosprechstunde eher nichts. Hinzu kommt auch, dass mein Patientenstamm sich eher aus älteren Menschen zusammensetzt. Hätte ich viele junge Patienten, wäre das vermutlich auch noch was anderes. Die haben bestimmt mehr Interesse an neuerer Technik.

I: Ja da könnten sie recht haben. Also wäre dieser Bereich der E-Health auch in Zukunft keine Option für Sie?

B3: So würde ich das nun nicht sagen. Natürlich bin ich offen für neue Dinge (…) vor allem auch was Erneuerungen bezüglich der Technik angeht (…) da hängt meine Praxis wahrscheinlich auch allgemein noch etwas zurück, aber es muss halt auch immer zur

==Praxisstruktur passen== und ich denke etwas Aufwand wird die ganze Umsetzung wahrscheinlich auch verlangen (…) wenn ich mir überlege, dass ich einige neue Computer und Zubehör bräuchte.

~~I: Das denke ich auch, obwohl ich auch schon von einigen Praxen mitbekommen habe, dass die Umsetzung beziehungsweise Integrierung in den Praxisalltag gar nicht so schwierig war (…) das kann aber ja glücklicherweise auch jede Praxis noch selbst entscheide, in wie weit sie mit der voranschreitenden Technik mitgeht.~~

~~B3: Das sehe ich ganz genauso, ja~~

~~I: Dadurch, dass Sie so noch keine Erfahrungswerte mit Videosprechstunde und Co. haben, wären die Fragen meinerseits schon alle beantwortet.~~

~~B3: Ach Mensch, das ging ja schnell.~~

~~I: JA (…) es sei denn Sie haben noch etwas, was Sie zu diesem Thema anzumerken haben.~~

~~B3: Ich glaube erst einmal nicht. Ich bin gespannt, wie sich das Ganze noch weiterentwickeln wird. Wer weiß (…) vielleicht gehöre ich ja auch irgendwann zu den Zahnärzten, in denen die Arbeit über das Internet zum Alltag wird.~~

~~I: Ja, man weiß ja nie. Vielen Dank auf jeden Fall für Ihre Zeit und alles Gute für die Zukunft.~~

~~B3: Gar kein Problem, ich stehe gerne nochmal für ein Interview zur Verfügung. Auf Wiedersehen.~~

~~I: Super, das merke ich mir. Tschüss.~~

(Quelle: eigene Datenerhebung)

Anhang 5: Motive und Phänomene (Notizen)

Motive (gelb) und Phänomene (grün)

Interview 1:

Terminnachfrage:

- Rückgang des Patientenaufkommens

Kurzarbeit:

- Nicht erwähnt

E-Health:

- Einsatz von Videosprechstunde, Online-Terminbüchern, Online-Anamnese und telemedizinischen Konsultation

Möglichkeiten:

- Patienten müssen nicht bei jeder Kleinigkeit in die Praxis/ Ersparen von Präsenzterminen
- Weniger Austausch von Zetteln und Stiften in der Praxis
- Optimal für die Schlafmedizin
- Kontrollen
- Symptomentwicklung beurteilen
- Nachsorge nach OP
- Therapieaufklärung
- Zahnersatzaufklärung
- Nette Alternative für Patienten mit vollem Terminbuch oder langer Anfahrt

Umsetzung:

- Allgemein geringe Nachfrage seitens der Patienten
- Womöglich noch fehlende Informationen für die Patienten
- Videochatten stellt eventuell Barriere für Patienten dar
- Fehlende technische Ausrüstung
- Absolut geringer Aufwand
- Sichere Programme werden kostenfrei zur Verfügung gestellt
- Schnelle Einrichtung der Programme
- Definitiv weiteres Angebot

Interview 2:

Terminnachfrage:

- Fast vollständig eingebrochen

Kurzarbeit:

- Nicht erwähnt

E-Health:

- Einführung einer Videosprechstunde

Möglichkeiten:

- Mit Patienten trotz Corona in Kontakt bleiben
- Beratung/ Aufklärung hinsichtlich Kosten für Implantate etc.
- Tipps geben, Ratschläge zu Medikamenten geben
- Besprechungen vor chirurgischen Eingriffen
- Patienten Mut machen
- Umsetzung schwieriger bei Zahnärzten als bei beispielsweise Allgemeinmedizinern
- Nachkontrollen

Umsetzung:

- Gute Resonanz/ Annahme seitens der Patienten
- Mittelmäßiger Aufwand
- Programm ELVI wurde verwendet (einfaches, kostenloses downloaden und sicher hinsichtlich Datenschutz)
- Zusätzliche technische Ausrüstung notwendig (Kameras, Headsets)
- Wird definitiv auch nach Corona angeboten

Interview 3:

Terminnachfrage:

- Zahlreiche Absagen, viel Patienten sind einfach nicht erschienen

Kurzarbeit:

- Kurzarbeit eingeführt (vermutlich bis April, da ab dann wieder Termine von den Patienten aus vereinbart wurden)
- Zahnarzt wollte für Schutz seiner Patienten sorgen und hat daher weitestgehend alleine gearbeitet

E-Health:

- Keine Veranlassung von Veränderungen hinsichtlich E-Health, um den Patientenkontakt auch während Corona zu erhalten

Möglichkeiten:

- Nichts veranlasst
- Durch Spezialisierung auf Parodontitis-Therapie kaum möglich
- Beim Zahnarzt sind die Möglichkeiten sowieso geringer, als bei anderen Ärzten
- Bei vielen Behandlungen ist der Patientenkontakt wichtig
- In dieser Praxis sind vermehrt ältere Patienten, die womöglich sowieso nicht so begeistert von der Technik wären

Umsetzung:

- Nichts umgesetzt
- Von einigen Praxen gehört, die eine Videosprechstunde implementiert haben

- Für die Zukunft vorstellbar
- Nicht abgeneigt, was Erneuerungen angeht
- Vermutet wird die Notwendigkeit der Erneuerung vieler technischer Hilfsmittel, da diese Praxis noch sehr analog ist
- Vermutet wird kein geringer Aufwand, sondern ein etwas größerer

(Quelle: eigene Datenerhebung anhand der Transkripte 1-3)

Anhang 6:

Tabelle 1: Leitfaden für die Führung der Einzelinterviews

Art der Frage bzw. Aussage	Formulierung für die Interviewerin
Begrüßung	Herzlich Willkommen. Schön, dass Sie sich Zeit nehmen, an meinem Interview teilzunehmen.
Vorstellung	Mein Name ist Lea Celine Lange. Vielleicht können Sie sich auch kurz vorstellen?
Erläuterung der Forschungsfrage	Im Rahmen dieses Interviews möchte ich mit Ihnen über ein präzises Thema sprechen. Lassen sie es mich kurz vorstellen. Meine Arbeit wird sich mit dem Thema „Veränderung der Bedeutung von E-Health in der Zahnarztpraxis in Situationen wie der Corona-Pandemie" beschäftigen. Das Ziel ist es, herauszufinden, in wie weit sich Ihr Praxisalltag in dem Rahmen verändert hat. Dafür werde ich Ihnen ca. acht bis 12 Fragen stellen und würde mich freuen, wenn Sie mir diese beantworten würden.
Abfrage der Einverständnis	Zur späteren Transkription würde ich unser Interview gerne aufzeichnen wollen. Sind Sie damit einverstanden?
Eingangsfragen	<ul><li>Was hat sich seit der Corona-Pandemie in Ihrer Praxis verändert?</li><li>Mussten Sie viele Ausfälle/Absagen verzeichnen?</li></ul>
Offene Leitfrage	<ul><li>Haben Sie durch diese Situation begonnen mehr Gebrauch von E-Health zu machen? Welche Art vielleicht besonders?</li><li>Wie groß war der Aufwand sowas in den Praxisalltag zu integrieren?</li></ul>

	• Welche Vor- und Nachteile sehen Sie in der Videosprechstunde? • Was ist mit der Videosprechstunde alles möglich? • Sehen Sie auch nach der Corona-Pandemie Potenzial für solche Bereiche der E-Health, sodass Sie diese weiterhin nutzen werden?
Antwort auf Rückfragen	Da kann ich Sie gut verstehen… Sie können ruhig mit dem anfangen, was Ihnen am wichtigsten erscheint…Es gibt kein richtig oder falsch…
Präzisierungen, falls etwas ungenau	Sie meinen… Können Sie das noch einmal mit anderen Worten sagen? Da konnte ich Ihnen nicht direkt folgen, können Sie das noch einmal wiederholen?
Erneutes Aufgreifen von Gedanken	Sie haben vorhin von … gesprochen. Um noch einmal auf das Thema … einzugehen.. Ich würde gerne noch einmal zu diesem Thema.. kommen. Ich würde von Ihnen gerne noch mehr zu … hören.
Zusatzfragen	• Wie wird die Videosprechstunde in Ihrer Praxis von Patienten aufgenommen? • Für welche Patienten ist diese Form von E-Health besonders nützlich? • Wollen Sie noch etwas von Ihnen aus erwähnen oder ergänzen?
Verabschiedung	Vielen Dank, dass Sie Teil meines Interviews waren. Ich wünsche Ihnen alles Gute und auf Wiedersehen!

(Quelle: Eigene Darstellung in Anlehnung an Dembowski/ Wotha, 2017, S.)

Anhang 7:

Tabelle 2: Kodierleitfaden der Kategorie "Veränderungen durch Covid-19"

Code	Kodierregel	Ankerbeispiel
Wechsle in Bezug auf die Terminnachfrage	Zugeordnet werden Textstellen, welche folgende Wörter (auch in ähnlicher Form) beinhalten: • Terminnachfrage • Patientenaufkommen • Patientenabsagen • Patientenzahlen • Nicht erscheinen	„Was sich definitiv verändert hat sind die Patientenabsagen. Anfang bis Mitte März brachen die Patientenzahlen fast vollständig weg." (Vgl. Interview 2)
Anmelden von Kurzarbeit durch fehlende Arbeit	Zugeordnet werden Textstellen, welche folgende Wörter (auch in ähnlicher Form) beinhalten: • Kurzarbeit • Fehlende Arbeit • Schutz der Angestellten	„Wir mussten sogar so weit gehen, dass ein Teil des Teams in Kurzarbeit gegangen ist […]. Meine Angestellten wollte ich in dieser Zeit natürlich auch weitestgehend schützen." (Vgl. Interview 3)

(Quelle: eigene Darstellung)

Anhang 8:

Tabelle 3: Kodierleitfaden der Kategorie "E-Health/ Videosprechstunde"

Code	Kodierregel	Ankerbeispiel
Möglichkeiten	Zugeordnet werden Textstellen, welche folgende Wörter (auch in ähnlicher Form) beinhalten: • Telemedizinischer Austausch • Online-Terminmanagement • Kontrollen • Nachsorge • Kontakt zu Patienten • Beratung/ Aufklärung • Einwirken auf Patienten/ Erleichterung für Patienten • Ferndiagnosen	„Hauptsächlich ging es dabei um beratende und aufklärende Gespräche." (Vgl. Interview 2) „Dazu fällt mir noch der telemedizinische Austausch mit anderen Ärzten ein […]" (Vgl. Interview 1)
Umsetzung	Zugeordnet werden Textstellen, welche folgende Wörter (auch in ähnlicher Form) beinhalten: • Technische Ausrüstung • Kostenlose Programme • Einrichtung Videosprechstunde • Vergleich Allgemeinmediziner	„Das Programm ELVI kann man sich ganz einfach downloaden […]" (Vgl. Interview 2) „Wir mussten uns allerdings noch zusätzlich Headsets und Kameras besorgen […]" (Vgl. Interview 2)

(Quelle: eigene Darstellung)

11. Literaturverzeichnis

Zeitschriften:

1) Hüttmann, Joachim (Corona, 2020): Zahnmedizin in Zeiten von Corona in: DFZ, Jg. 64 (2020-05), S. 3

2) KZBV (Schutzschirm, 2020): Kein Schutzschirm für Zahnarztpraxen – Politik verweigert dringend benötigte Hilfe in der Corona-Krise in NZB (2020-06), S. 4

3) Meyer-Radtke, Marion (Hautarzt-App, 2020): Hautarzt-App jetzt bundesweit in: DFZ, Jg. 64 (2020-05), S. 7)

4) Meyer-Radtke, Marion (Rettungsschirm, 2020): Rettungsschirm ist für das Gesamtsystem wichtig in: DFZ, Jg. 64 (2020-05), S. 11

Internetquellen:

1)BMG (2020): E-Health, <https://www.bundesgesundheitsministerium.de/service/begriffe-von-a-z/e/e-health.html> (2020-02) [2020-07-14]

2) CGM Dentalysysteme (2020): Clickdoc Videosprechstunde, <https://www.cgm-dentalsysteme.de/clickdoc/?pk_campaign=Coronavirus&pk_kwd=ZA_Clickdoc-Videosprechstunde&pk_source=AdWords> (o. J.) [2020-07-14]

3) Dental Magazin (2020): Was mit einer Videosprechstunde alles möglich ist, <https://www.dentalmagazin.de/praxismanagement/kommunikation/videosprechstunde-umsetzung-und-abrechnung/> (2020-03-26) [2020-07-27]

4) DFZ (2020): In Kürze, <https://link.springer.com/article/10.1007/s12614-020-9378-7> (2020-07-20) [2020-07-20]

5) Dresing, Thorsten, Pehl, Thorsten (2015): Praxisbuch Interview, Transkription & Analyse, <https://www.audiotranskription.de/Praxisbuch-Transkription.pdf> (2015-06) [2020-07-14]

6) Hahn, Erik (2019): Telemedizin- Das Recht der Fernbehandlung, <https://link.springer.com/book/10.1007%2F978-3-658-26737-7> (2019) [2020-07-14]

7) Hübner, Lisa, Albrecht, Wienke (2020): Videosprechstunden in Zeiten der Corona-Krise, <https://www.thieme-connect.com/products/ejournals/html/10.1055/a-1149-3960> (2020-03) [2020-07-27]

8) Kannampallil, Thomas et al. (2020): Digital Translucence: Adapting Telemedicine Delivery Post-Covid-19, <https://www.liebertpub.com/doi/pdf/10.1089/tmj.2020.0158> (2020-05-19) [2020-07-20]

9) Mayring, Philipp (1994): Qualitative Inhaltsanalyse, <https://www.ssoar.info/ssoar/bitstream/handle/document/1456/ssoar-1994-mayring-qualitative_inhaltsanalyse.pdf?sequence=1&isAllowed=y&lnkname=ssoar-1994-may-ring-qualitative_inhaltsanalyse.pdf> (1994) [2020-07-15]

10) Ramsenthaler, Christina (2013): Was ist „Qualitative Inhaltsanalyse?", <https://link.springer.com/chapter/10.1007/978-3-531-19660-2_2> (2013-01-08) [2020-07-15]

11) Schrader, Harald (2020): „Wir sind auf uns selbst gestellt", <https://link.springer.com/content/pdf/10.1007/s12614-020-9352-4.pdf> (2020-06) [28.07.2020]

12) Späth, Sebastian (2020): Jakob Stuhlfelder, 25, Zahnarzt, betreut weiter seine Patienten, <https://www.spiegel.de/panorama/gesellschaft/corona-held-jakob-stuhlfelder-25-zahnarzt-betreut-weiter-seine-patienten-a-33fe08fe-46d1-4cd3-8977-3a5c25b812cd> (2020-03-26) [2020-07-20]

13) Wotha, Brigitte., Dembowski, Nina (2017): Leitfaden – qualitative Interviews, <https://www.ostfalia.de/cms/de/k/.content/documents/Pruefungsinfos/Leitfaden_qualitative_Interviews_Version_2017_06_14.pdf> (2017-05-25) [2020-07-14]

14) ZWP online (2020): Zahnärzte – Null Unterstützung, aber voll systemrelevant, <https://www.zwp-online.info/zwpnews/dental-news/branchenmeldungen/exklusives-interview-harald-schrader-fvdz> (2020-03-31) [28-07-2020]

BEI GRIN MACHT SICH IHR WISSEN BEZAHLT

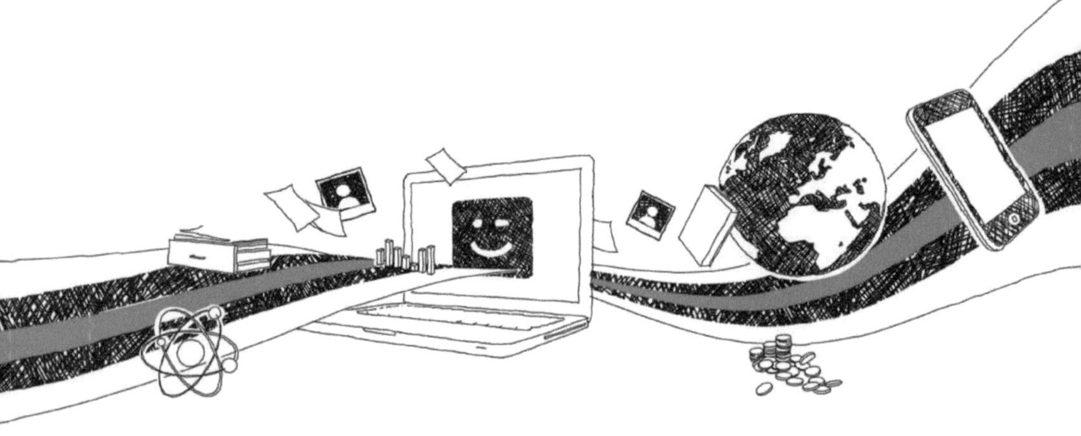

- Wir veröffentlichen Ihre Hausarbeit,
  Bachelor- und Masterarbeit

- Ihr eigenes eBook und Buch -
  weltweit in allen wichtigen Shops

- Verdienen Sie an jedem Verkauf

Jetzt bei www.GRIN.com hochladen
und kostenlos publizieren

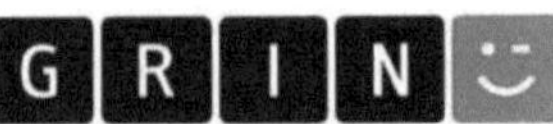